Dr Eugène GUILLEMIN

Actinomycose des Conduits lacrymaux

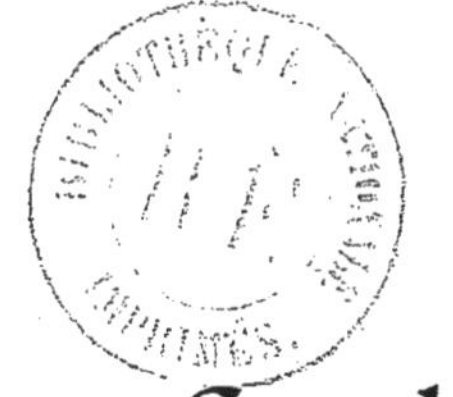

LYON — IMP. A. REY
1904

ACTINOMYCOSE

DES CONDUITS LACRYMAUX

ACTINOMYCOSE

DES CONDUITS LACRYMAUX

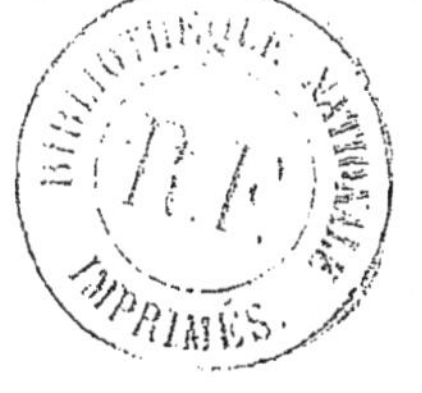

PAR

Le Dr Eugène GUILLEMIN

LYON

A. REY & Cie, IMPRIMEURS-ÉDITEURS DE L'UNIVERSITÉ

4, RUE GENTIL, 4

1904

A MON PÈRE, A MA MÈRE

Faible témoignage de mon affection.

MEIS ET AMICIS

A mon Président de Thèse.

MONSIEUR LE PROFESSEUR PONCET

Professeur de Clinique chirurgicale,

Nos études médicales sont terminées. Avant d'entreprendre notre travail, qu'il nous soit permis d'exprimer notre reconnaissance à ceux qui nous ont aidé de leurs conseils.

M. le professeur Poncet, après nous avoir inspiré notre thèse, a bien voulu en accepter la présidence ; nous l'en remercions bien sincèrement.

M. Dor, chef de Laboratoire, nous a prodigué ses conseils et guidé dans nos recherches ; son accueil a toujours été bienveillant et c'est grâce à lui que nous avons pu mener à bien ce travail.

Notre ami, le Dr Dubreuil, assistant à la clinique ophtalmologique s'est mis gracieusement à notre disposition et nous a facilité nos recherches ; nous l'en remercions ici.

Merci également au Dr Maklakoff, de Moscou, qui nous a obligeamment communiqué quelques notes intéressant notre sujet.

Au cours de nos études, enfin, nous avons trouvé des amis qui ont contribué à nous rendre moins longues les heures de travail, plus agréables les heures de liberté ; nous ne les oublierons pas.

INTRODUCTION

L'actinomycose des voies lacrymales est une affection rare ; la littérature médicale en compte actuellement une cinquantaine d'observations; elles se rapportent toutes du reste à des cas où l'actinomyces localisé dans les canalicules lacrymaux, de préférence dans l'inférieur, s'y cantonnait strictement et ne se propageait pas. Dans un cas, cependant, rapporté par par Mitvalsky *(Arch. d'ophtalmol.*, 1898), l'actinomycose secondaire du sac lacrymal a été observé.

Donc, par actinomycose des voies lacrymales, nous entendrons l'actinomycose des canalicules lacrymaux ; nous le pouvons, en raison de la localisation absolument constante jusqu'ici du parasite rayonné en cette région.

Etudier l'actinomycose en ce point a consisté pour nous à consulter les nombreux auteurs qui, depuis une vingtaine d'années, se sont occupés de la question; nous apportons dans ce travail le résultat de nos recherches; notre but a été de présenter de cette affection, qui emprunte à sa localisation même une allure si spéciale, une étude fidèle et complète inspirée des travaux les plus récents.

Nous avons puisé largement chez les Allemands, eux, les premiers, avec de Graefe, ont attiré l'attention sur cette affection; de nombreux auteurs l'ont étudiée, l'accord se fit vite sur le pronostic et le traitement, mais les divergences apparurent au sujet de la nature du parasite, on discuta longuement; les botanistes Cohn, Boström, entre autres, entrèrent dans le débat. Sauvageau et Radais (*Annales de l'Institut Pasteur*, 1892) enfin tranchèrent définitivement la question.

Nous diviserons notre étude en plusieurs chapitres :

Le premier traitera de l'historique qui revêt ici un intérêt tout spécial.

Le deuxième s'occupera de l'évolution.

Le troisième, de l'étiologie.

Le quatrième, de la symptomatologie.

Le cinquième, de la pseudo-actinomycose.

La sixième, enfin, du diagnostic, du pronostic et du traitement.

ACTINOMYCOSE
DES CONDUITS LACRYMAUX

HISTORIQUE

L'actinomycose des canalicules lacrymaux est depuis longtemps connue ; la première observation remonte à Césoin (1670-78) ; la seconde à Sandifors (1779. Observ. anatom. patholog.) ; la troisième à Desmarres (1842-43, *Annales d'oculistique*, t. VII, p. 149, VIII, p. 85, IX, p. 20). Ces auteurs, Desmarres en particulier, considéraient les concrétions observées, comme de nature calcaire ; ils les appelaient des « dacryolithes » et ils croyaient que leur formation était en relation avec un trouble général de la nutrition, comme la goutte et l'arthritisme.

En 1854, l'histoire de cette affection entre dans une nouvelle phase ; on soupçonne l'origine parasitaire de ces concrétions.

A. de Graefe décrivit le premier l'engorgement des canalicules lacrymaux par des champignons en masses ; au début, il considérait ces grains comme des produits du champignon « Achorion Schonleini » ; il se dédit plus tard, ne se croyant pas assez compétent dans ces questions à la suite des travaux de Conheim et Leber.

En 1855, il put étudier d'une manière approfondie plusieurs cas analogues; c'est ainsi qu'il parle dans une observation de « concrétions dues à la formation de champignons dans le conduit lacrymal inférieur ».

En 1869, de Graefe, se basant sur dix cas de cette maladie, put établir le tableau clinique d'après ses observations personnelles; dès lors, les observations de cette maladie devinrent rares et n'ajoutèrent rien à l'excellente et complète description de de Graefe; celui-ci, avec la plupart des auteurs, n'avait rencontré cette oblitération que dans le canalicule inférieur; dans cinq cas cependant (Förster, Schirmer, Del Munte, Gruening, Higgens), que rapporte Schröder *(Klinische Monatsbl.*, 1894), l'engorgement intéressait le canal supérieur.

Conheim et Leber, quelque temps plus tard, pensaient que les concrétions sont constituées par des filaments de *Leptothrix buccalis ;* ils reconnaissaient bien certaines différences avec lui; « les petits grains, les bâtonnets et les filaments étaient évidemment plus fins que ne le sont habituellement ceux du leptothrix buccal et l'iode qui colore le leptothrix ne colorait pas ces filaments » (Schröder).

Waldeyer adopte également la même opinion à la suite de l'examen de ces grains dans un cas de Förster; « au microscope apparaissent à un faible grossissement de petites massues arrondies, desquelles se détachent de fins filaments; à un fort grossissement, les amas se dissociaient en petits microcoques arrondis et en corps plus allongés, souvent associés à des filaments analogues à de vibrions et à des éléments en chaînettes ; on n'obtenait pas de coloration violette avec l'iode » (Schröder).

Schirmer vit la même chose dans son cas.

Narkiewicz-Jodko mit en évidence des « Achorion Schonleini », dans la concrétion qu'il avait isolée d'un canalicule.

Gruening trouva dans les concrétions de longs filaments et des bâtonnets qui prenaient, en les traitant, une couleur bleu clair ; « se basant sur l'observation d'Hallier, à savoir que le leptothrix est produit par le bourgeonnement du *Penicilium glaucum*, il fit un essai de culture sur glycérine dans laquelle, le lendemain déjà, une enveloppe semblable à une toile d'araignée se montrait autour de chaque masse de champignons et qui parvenait, au bout de vingt-quatre heures, à la surface du liquide sur laquelle elle formait une épaisse couche vert bleu. Elle était composée de conidies en forme de pinceaux, tandis que l'enveloppe semblable à une toile d'araignée, était formée de filaments de Penicilium » (Schröder).

Haase arrive aux mêmes résultats que Leber et Waldeyer ; il ne put, lui non plus, obtenir de coloration violette avec l'iode.

Camuset trouva du leptothrix dans le canal lacrymal, de même Del Munte.

Dans le cas de Bugier, on ne fit pas l'examen microscopique ; on considéra le champignon isolé comme du leptothrix.

Dans le cas de Higgens, l'examen microscopique fut fait par Nettelship et Durham, qui conclurent au leptothrix.

« Ainsi, il semblait y avoir pour tous ces cas une correspondance presque parfaite et les auteurs s'accordaient généralement à reconnaître le leptothrix dans ces descriptions ; évidemment, ce devait être un leptothrix un peu différent du leptothrix buccal ; il devait en différer par sa forme, la plus grande finesse de ses filaments et aussi parfois par l'absence de la réaction par l'iode ; en tout cas, c'était toujours d'une variété de leptothrix qu'il s'agissait, » (Schröder).

Mais bientôt des doutes s'élevèrent sur la nature du champignon et la question se posa à nouveau.

En 1874, Cohn, illustre botaniste trouvait dans les concrétions que Förster lui avait envoyées, un champignon spécial qu'il désignait pour le distinguer du leptothrix sous le nom de « Streptothrix Fœrsteri » en l'honneur de Förster ; « la concrétion était composée de filaments extrêmement fins, enchevêtrés et confusément feutrés les uns avec les autres qui rappelaient des éléments analogues aux spirilles ou aux spirochètes dont il se distinguait cependant par une plus grande irrégularité ; ils étaient entourés de masses épaisses, de microcoques dont il fallait les libérer pour distinguer leurs filaments très fins, tortillés en boucle et parfois bifurqués. On distingua facilement ces filaments de ceux du leptothrix buccal qui sont plus épais, plus droits et jamais ramifiés » (Schröder).

En 1884, Goldzieher et Reuss, en même temps et sans avoir aucune relation l'un avec l'autre, attirèrent l'attention sur les travaux de Cohn déjà oubliés ; dans leurs cas, après examen microscopique et dans les observations publiées précédemment, ils concluaient qu'il s'était agi dans presque tous les cas, sinon dans tous du « Streptothrix Fœrsteri » ; « dans le cas de Förster, rapporté par Waldeyer et dans le cas de Higgens, ceci est incontestable comme l'explique Reuss ; car on pouvait observer les ramifications des fins filaments. Tout aussi bien pour le cas de Schirmer qui donna une description identique à celle de Förster et pour le cas de Haase qui put confirmer les résultats obtenus par Waldeyer et Leber. Mais dans les cas observés par Conheim et Leber les filaments ne présentaient pas de ramifications et l'examen microscopique de même que l'absence de la réaction par l'iode parlaient contre le leptothrix. Le seul cas absolument différent est celui de Gruening : Reuss conçoit de sérieux doutes sur l'origine du *Penicilium glaucum* trouvé dans la culture » (Schröder).

Dans les deux cas publiés en 1888 par Grunhüt, l'examen montra également que le streptothrix formait l'élément principal des concrétions.

Ainsi, quand on eut remis en mémoire le résultat des recherches de Cohn, de nouveau l'accord se fit entre les auteurs, et le champignon fut regardé comme le « streptothrix Fœrsteri ».

En 1893, il se produisit de nouveau un changement dans les idées sur la nature du parasite ; on conçut des doutes. C'est d'abord Tomassoli qui, le premier, décrit cette affection sous le nom « actinomycose des conduits lacrymaux» ; son travail du reste passa presque inaperçu

En 1894, Th. Schröder, d'après ses observations personnelles, signalait dans un article intéressant et circonstancié l'actinomycose comme cause de la formation de grains, de masses particulières dans les conduits lacrymaux. Schröder fit alors examiner les concrétions par Westfallen, prosecteur à l'hôpital allemand d'Alexandre à Saint-Pétersbourg, qui lui envoya à cette occasion la note suivante : « La préparation qui m'a été remise en bon état présente environ vingt-cinq grains jaunes, gros comme la tête d'une épingle, qui se décomposent par une prudente dissociation en une quantité de grains encore plus petits ; fraîchement examinés les grains se composent de filaments plus fins qui montrent à leur limite extérieure une disposition plus rayonnée et à la périphérie des corps en forme de massues ; en outre, de nombreuses spores se voient dans les mailles formées par les filaments » (Schröder).

En faisant la comparaison de la structure et du tableau clinique de l'actinomycose et celui du « streptothrix Foersteri », Schröder en concluait que les deux champignons sont identiques. La différence consiste seulement dans les renflements piriformes, propres au champignon radié. Schröder explique le manque de ces renflements dans le streptothrix, par l'insuffisance de matériel à examiner que Cohn avait à sa disposition, de plus par l'imperfection de la technique de coloration. L'explication aujourd'hui est simple ; nous savons que l'actinomyces ne contient pas toujours ces renflements piriformes. Comme preuve de l'identité des deux champignons, Schröder signale l'autorité compétente de Boström ; « après avoir examiné les préparations d'un cas incontestable d'actinomycose humaine qu'Israël lui avait envoyées, F. Cohn, lui-même, a reconnu leur grande similitude, mais il conserva toujours une réserve à l'égard des corps piriformes et, en somme, on le comprend, puisque dans ses préparations, il ne les avait pas vus. »

Ainsi donc depuis, on admit l'identité complète du streptothrix Fœrsteri et de l'actinomyces; ce fut surtout grâce aux efforts de Goldzieher et Reuss, que l'idée de leptothrix fut définitivement écartée et que naquit ensuite l'idée de l'identité probable du streptothrix et du champignon rayonné; ces auteurs ne semblent pas avoir pensé à la possibilité de l'existence de l'actinomycose, ce qui, en somme, n'a rien d'étonnant, puisqu'elle n'était en 1884 encore très peu connue. Sorokin admet comme certain que le *Penicilium glaucum* trouvé par Gruening avait pénétré dans la culture sur glycérine d'une façon toute fortuite, qu'il s'était développé à la manière d'un parasite sur le champignon en massues et qu'il n'était pas une forme intermédiaire, comme le pensait Gruening.

En 1894, parut un article de Huth qui, également, constatait la présence de l'actinomyces dans les grains extraits du canalicule lacrymal inférieur. Frappé par cette découverte (le travail de Schröder lui était alors inconnu), il fut induit en erreur, il crut avoir affaire à une nouvelle maladie des conduits lacrymaux, semblable à l'actinomycose des autres organes; elle était cependant connue depuis bien des années, mais sa cause n'était pas élucidée et cette circonstance lui a échappé.

En 1895, Elschnig (*Monatsbl. f. Augenheilk*, p. 188) rapporte deux nouvelles observations, dans lesquelles l'examen microscopique fut fait soigneusement : « il révèle l'aspect typique du champignon rayonné ; les grains se composaient de filaments anastomosés et se ramifiant entre lesquels se trouvent interposés des éléments analogues à des bacilles et des cocci caractéristiques et constants dans le champignon en massues ; les éléments en massues qui, d'après Boström[1], représentent des éléments dégénérés de la décomposition du champignon faisaient défaut, n'étaient du moins pas révélés par les préparations appropriées et les colorants habituels (picrocarmin).

En 1896, Evetzky, professeur à la clinique ophtalmologique de la Faculté de médecine de Moscou, publie un article dans les *Archives d'ophtalmologie*, ayant pour titre : Actinomycose des conduits lacrymaux. « Quant à moi, dit-il, je partage entièrement l'opinion sur l'identité des deux champignons et je suppose aussi que le leptothrix, trouvé antérieurement dans les grains des canalicules lacrymaux, n'était en réalité que le champignon radié. En faveur de cela, on peut citer non seulement la similitude complète du tableau clinique, mais aussi les résultats de l'examen microscopique de ces grains, dont la structure n'égale pas celle de leptothrix et rappelle au contraire, jusqu'à un certain point, la structure de l'actinomycose. Leber, lui-même, reconnaît que les filaments sont trop fins

[1] Boström. Observation sur l'actinomycose humaine. *Recherches de Ziegler sur l'Anatomie pathologique et la pathologie générale*, IX, p. 1 (1891).

pour le leptothrix et ne donnent pas avec l'iode la coloration violette qui réussit facilement, si on a affaire au *Leptothrix buccalis*. Leber a observé dans un cas des écarts encore plus marqués que dans les observations précédentes et notamment une désagrégation facile de la concrétion, en une série de granules de petits corps ronds, ovales ou en forme de tubes (Schläuche) ; les plus longs de ces corps avaient un étranglement au milieu.

Cette description rappelle la dissociation du grain actinomycotique en de plus petits grains, dont plusieurs sont d'une forme assez longue, convexe à la surface supérieure et concave à la partie inférieure. Leber signale ensuite de petites accumulations d'éléments de leptothrix dans lesquelles il a trouvé des corps très réfringents ayant des saillies à leur surface et qui ne sont jamais dissous dans l'acide chlorhydrique. Ces corps rappellent involontairement les renflements piriformes du champignon radié. »

En 1896, Cuignot dans sa thèse de Lyon sur les pseudo-actinomycoses signale l'existence de la pseudo-actinomycose du sac lacrymal sur laquelle nous reviendrons.

En 1898, Mitwalsky, de Prague, dans les *Archives d'ophtalmologie* rapporte la première observation d'actinomycose secondaire du sac lacrymal.

En 1899, Robert, dans sa thèse de Paris, met les choses au point et publie une observation personnelle.

Pendant ces dernières années les travaux sur cette question se multiplièrent ; on n'apporta aucun fait nouveau. Tous les auteurs admettent aujourd'hui que l'actinomycose des canaux lacrymaux est une affection parasitaire due à l'oospora actinomyces ; seuls Van der Straeten (1900) et Caunas (1903), ont des vues divergentes ; le premier soutient qu'il faut rapporter à la pseudo-actinomycose les cas observés jusqu'à ce jour ; le second voit dans le parasite isolé une variété de leptothrix.

En résumé, dans l'historique de la question, il y a trois périodes :

1° la période leptothricienne ;
2° — streptothricienne ;
3° — actinomycétique.

EVOLUTION

L'actinomycose revêt dans sa localisation sur les voies lacrymales, une allure un peu spéciale, un peu différente de celle qu'elle revêt habituellement.

L'actinomycose d'une façon générale est comme la tuberculose, une maladie à marche lente, chronique et envahissante créant à la longue de vastes pertes de substance et aboutissant finalement à la formation de pus et d'abcès.

Or, un fait étrange doit avant tout nous frapper, on n'a pas remarqué, même après une durée de deux ans de la maladie, ni suppurations, ni abcès, ni fistules; en outre, la maladie n'a aucune tendance à l'extension, si bien que dans toute la littérature médicale on ne trouve qu'un cas d'actinomycose du sac lacrymal secondaire à celle des canalicules lacrymaux : à quoi est donc due cette allure si différente ?

Elle doit dépendre de conditions très spéciales ; en effet, nous avons vu que l'actinomycose se développe dans une cavité revêtue de son épithélium et balayée par les larmes et du mucus et qu'il ne pénètre pas à travers les tissus, mais à travers les orifices normaux, les canalicules lacrymaux,

Schröder, en 1894, analyse très bien les conditions qui sont faites à l'actinomyces dans le canalicule lacrymal : « l'actinomycose jusqu'ici, dit-il, a été observée dans les tissus du corps ; l'irritation due à sa présence, détermine la formation de tissus enflammés dont la destruction amène la formation d'abcès. La propagation continuelle à travers les tissus et les organes les plus différents conduit à la formation d'infiltrations, d'abcès et de fistules toujours nouvelles qui donnent des symptômes cliniques différents, suivant les organes atteints. Dans le canal lacrymal, le champignon se trouve dans des conditions toutes spéciales, non observées jusqu'à présent, puisqu'il se trouve dans une cavité où il a pénétré sans effraction des tissus et qui est recouverte d'une membrane muqueuse ouverte de deux côtés, toujours parcourue par des larmes et du mucus ; dans cette cavité il se développe lentement et donne une agglomération de grains ; d'après les observations publiées jusqu'ici, il ne pénètre pas dans les tissus en traversant la muqueuse. Il est possible que, par l'irritation continuelle et par son accroissement incessant, il produise une réaction inflammatoire dans la paroi du sac qui se manifeste, dans mon cas, par la transformation du sac en une lame dure ; mais il n'amène pas de destruction, de perte de substance, puisqu'il ne se trouve pas dans la profondeur de la muqueuse et n'y prolifère pas ; c'est pour cela qu'il ne pouvait aboutir à la formation de pus ou d'abcès. »

L'actinomycose des voies lacrymales évolue lentement, insidieusement ; les troubles fonctionnels se bornent à un léger larmoiement inconstant d'ailleurs et à une conjonctivite partielle localisée à l'angle interne de l'œil ; c'est qu'en effet dans le canalicule lacrymal, l'actinomyces se comporte comme un corps étranger ; comme lui, il détermine par sa présence, une réaction inflammatoire aboutissant à la formation d'une coque scléreuse et isolante, qui opposera au développement du parasite une barrière infranchissable.

Il y a d'autres circonstances qui nuisent à son développement, c'est d'abord la présence sur la conjonctive d'autres parasites, d'autres microbes ; Gombert a essayé de démontrer que la conjonctive était l'habitat normal de certains microbes; or, il semble prouvé que la pullulation des microbes nuit considérablement à la vitalité du champignon; du reste, ce fait est prouvé expérimentalement par les cultures; la symbiose est pour l'oospora actinomyces, absolument dégénérative, et les microbes ne tardent pas à l'étouffer.

L'actinomycose ici est donc bénigne et on peut dire qu'elle présente, dans cette localisation, son maximum de bénignité; nulle part, l'actinomyces ne reste mieux localisé qu'en ce point et il se développe au point inoculé.

Nous avons vu qu'il n'y a à peine qu'une goutte de pus dans la cavité occupée par le champignon en massue et que, comme le soutient Boström, il n'a aucune qualité pour produire du pus; cela tient à la faible virulence du parasite et aussi à la pauvreté de cette région en tissus cellulaire.

On peut comparer la bénignité de cette affection avec celle de l'actinomycose de la langue dans le tissu musculaire de laquelle le parasite se comporte comme un simple corps étranger ; l'actinomycose des amygdales (Malocchi), a une évolution analogue. Cependant, il peut arriver et, l'avenir le prouvera, que sous l'action de circonstances spéciales et à la faveur de microbes des infections secondaires, il se produise un abcès actinomycotique de la peau, résultant d'une infection mixte ; l'actinomyces aura préparé le terrain aux staphylocoques qui, trouvant dans ce milieu affaibli un bon milieu de culture, se développerait, vivrait en symbiose avec le champignon en massues et, finalement, l'étoufferait.

Mais pourquoi, le champignon ne pénètre-t-il pas dans les tissus, puisqu'il le fait partout ailleurs ?

« L'observation, dit Schröder, nous apprend que la colonie ne se développe que lentement dans le canal lacrymal ; en deux ans, elle ne croit pas plus que de la grosseur d'un pois. La coloration jaune-brun ou jaune-vert prouve qu'ils sont vieux (Boström p. 95) ; dans deux cas (de Graefe, p. 341 ; Gruening, p. 165), on trouva même déjà une incrustation comme signe d'une métamorphose régressive très avancée. La réaction inflammatoire développée dans la paroi du sac est une réaction chronique, peu considérable ; dans un cas, il s'était formé en l'espace de deux ans, une plaque d'une épaisseur de 1 millimètre à peine et, auparavant jamais l'inflammation n'avait été plus forte. De tous ces faits, on peut conclure que les conditions d'existence dans le canal lacrymal sont défavorables pour le champignon ; les deux cas de régression font admettre que la colonie de champignons ne peut pas se développer dans le canalicule lacrymal généralement au delà de la grosseur habituellement observée, environ la grosseur d'un pois.

Dès le début, au moment où le champignon pénètre dans le canalicule lacrymal, des causes doivent agir pour empêcher sa pénétration dans l'intimité des tissus. Il me semble qu'on peut considérer comme tels le mucus et les larmes et que les choses peuvent se passer ainsi : le champignon, charrié par eux, arrive dans le canalicule enveloppé de mucus ; le mucus l'enveloppant l'empêche tout d'abord d'attaquer directement les tissus. Il se développe plus loin, mais toujours et sans cesse sera enveloppé de mucus, sécrété avec d'autant plus d'abondance qu'une légère conjonctivite se sera développée secondairement. Les larmes sécrétées baaient constamment la colonie de champignons ainsi enourée de mucus ; les larmes qui, en vertu de leurs propriétés désinfectantes (Martheu, Etudes sur les *Maladies des yeux*,t. XII,p. 52), tuent les filaments et les spores ou les entraînent mécaniquement ; sans doute l'action ne peut subsister qu'autant que l'oblitération du canalicule est complète.

Telle n'est pas l'opinion du professeur Evetzky qui, dans les *Archives d'ophtalmologie* (t. XVI, 1896, p. 217), écrit à ce sujet : « Je ne suis pas d'accord avec Schröder, qui considère le mucus et les larmes comme les obstacles qui empêchent la pénétration du parasite dans le tissu environnant. Ce rôle du mucus n'est nullement prouvé..., quant aux propriétés antiseptiques des larmes, le travail d'Ahlstrom[1] en fait douter. Je

[1] *Centralblatt, f. Augenheilk*, 1895, n° 7.

pense que le rôle principal dans la bénignité de l'actinomycose de l'œil doit être attribué à la résistance des éléments cellulaires du tissu sain de l'organisme. Il est de notoriété que, même les bacilles les plus virulents de la dipthérie ne peuvent pas être pathogènes, si la muqueuse sur laquelle on les a transplantés est normale ; mais si une fois la muqueuse est lésée (à la suite de cautérisation par exemple), les symptômes d'une grave infection surviennent immédiatement. Or, l'actinomyces se trouvant dans la cavité du canalicule lacrymal est en présence de conditions peu favorables pour son développement rapide, et il est trop éloigné des vaisseaux sanguins. De cette manière, il se développe bien lentement et atteint à peine dans un an et demi la grosseur d'un pois... Le fait observé que le champignon radié s'est trouvé plus souvent dans le conduit inférieur démontre que ce parasite s'y introduit par le sac conjonctival, parce que le canalicule inférieur joue un rôle plus actif dans l'élimination des larmes. »

Quant à la question de savoir comment l'actinomyces pénètre dans le canalicule, nous l'étudierons au chapitre étiologie et elle a été singulièrement éclairée par l'observation de Snegirew.

ÉTIOLOGIE

L'étiologie, obscure d'abord, est devenue plus claire aujourd'hui et un article de Segelken intitulé « Ein casuisticher Beitrag zur Etiologie der konkremente in den Thränenröhrchen » *(Klin Monastbl. für Augenk.* 40, 1902, 2), a jeté un jour tout nouveau sur le mécanisme de la contagion.

D'une façon générale, on peut dire que c'est la forme sporulée telle qu'elle a été constatée par les auteurs sur les vieilles cultures (agar, céréales), qui représente le type habituel du champignon dans sa vie à air libre, ou du moins, le type le plus propice à sa conservation et le plus à redouter au point de vue de la contagion.

L'auto-inoculation existe-t-elle et peut-on trouver sur un individu en même temps qu'une affection parasitaire des canalicules lacrymaux, d'autres lésions dues à l'actinomyces?

Ceci est exceptionnel, de Wecker cite l'observation d'une jeune fille à qui il avait extrait, en 1869, une volumineuse masse parasitaire du conduit lacrymal inférieur droit; cette jeune fille présentait au cou une cicatrice et soutenait qu'il avait existé fort longtemps un trajet fistuleux d'une glande suppurée, et qu'on lui avait retiré de même une grosse amande brune, comme celle qu'on venait de lui enlever du grand angle de l'œil droit. En somme, on ne peut pas dire qu'il s'agit d'un cas d'auto-inoculation, car, le plus souvent, on se trouve en face d'un sujet qui s'expose journellement à la contagion.

L'actinomyces a été décelé dans les lésions de nombres d'animaux domestiques ; on l'a trouvé sur des céréales.

La contagion d'homme à homme est excessivement rare. Baracz, en 1888, a bien rapporté le cas d'un cocher atteint d'actinomycose de la face qui aurait communiqué la maladie à sa fiancée en l'embrassant.

De l'animal à l'homme, la contagion est exceptionnelle. La contagion se fait le plus souvent du végétal à l'homme par l'intermédiaire des spores qui, comme l'ont constaté L. Bérard et Nicolas, sont douées d'une grande résistance : on a incriminé les poussières végétales grâce auquelles le parasite arrive au contact des tissus ; c'est ainsi que Moosbrügger, Hirschfeld, Buzzi et Conti (1885) ont publié des cas d'actinomycose broncho-pulmonaire primitive, développés chez des cultivateurs peu de temps après la rentrée des moissons, dans des greniers encombrés de vieux fourrages, où ces individus avait aspiré beaucoup de poussières.

Il semble démontré aujourd'hui que, dans la plupart des cas d'actinomycose et dans à peu près tous les cas d'actinomycose des voies lacrymales, l'infection se réalise par l'intermédiaire d'un corps étranger, un fragment de céréale habituellement vecteur de parasite rayonné. Boström soutint le premier cette théorie, il y a une trentaine d'années ; il prétendait que dans la plupart des cas d'actinomycose animale ou humaine, si l'on faisait des recherches suffisamment soigneuses, on trouverait des débris végétaux au sein des lésions ; cinq fois sur cinq examens pratiqués dans ce but, il obtint des résultats positifs, au moyen de coupes en séries des tissus malades. La parcelle végétale se trouvait enfoncée au sein d'un grain jaune ou englobée au milieu d'amas mycéliens, dans les portions les plus récentes du nodule infecté. Boström recommandait de faire constamment des coupes en séries des tissus suffisamment multipliées ; dans les cinq cas positifs observés par lui, en effet, les dimensions des parcelles végétales (de $0^{mm}9$ à $1^{mm}5$) les rendaient difficilement perceptibles à l'œil nu.

Soltmann, en 1885, publie l'observation d'un enfant qui, ayant avalé par mégarde un épi d'orge, ressentit peu de temps après des douleurs très vives dans le dos et présenta entre l'omoplate et la colonne, dans le sixième espace intercostal, une tuméfaction puis des abcès multiples ; à l'ouverture de ces collections furent retrouvés, au bout de cinq mois, les débris de l'épi chargés encore de granulations mycosiques.

Régnier, Ammentrop, Illich trouvèrent également un fragment d'épi d'orge au milieu du pus d'une actinomycose péri-appendiculaire.

Schartan, Jürinka, dans des cas d'actinomycose de la langue reconnurent à l'incision du nodule infectieux, au sein du magma granuleux évacué, de petits morceaux d'épi d'orge qui apparurent au microscope couverts des éléments du parasite.

Schröder a bien tenté de déceler la présence de débris végétaux ; il n'a pas réussi peut-être à cause de l'insuffisance de son matériel et de son mode de recherche.

Goldzieher trouva un cil au centre du grain actinomycosique ; il rendit compte de cette trouvaille sans description de l'aspect microscopique et ici le doute est permis de savoir s'il ne s'est pas agi de l'extrémité aiguë d'une barbe d'épi d'orge. Goldzieher, lui, admettrait plutôt que ce sont des corps solides, tels que cils, masses épithéliales, etc..., qui pénètrent dans les conduits, font déposer et proliférer autour d'eux les streptothrix, d'autant plus que jusqu'ici on ne trouve guère cette tumeur que dans le conduit inférieur, le seul réellement utile pour l'écoulement des larmes.

Gombert, dans sa thèse de Montpellier (1887) a démontré que le parasite trouvait dans l'eau un milieu favorable ; de là à prétendre que l'eau peut devenir une source de contagion, il n'y a qu'un pas ; il soutient même que l'actinomyces végète sur la conjonctive parmi les microbes normaux et qu'il devient virulent sous l'action des diverses influences mal connues d'ailleurs.

Il faut aussi attirer l'attention sur la mauvaise habitude de certains malades qui, pour guérir leurs maux d'yeux, enduisent de salive le bord de leurs paupières : de cette façon, le leptothrix qui vit dans la bouche pourra gagner le canal lacrymal.

L'observation de Segelken surtout éclaire singulièrement l'étiologie de cette affection, et on peut avancer que les choses se passent toujours ainsi ; c'est grâce à un fragment d'épi ou à fragment de céréales quelconque que se réalise l'inoculation.

« Nous avons toujours le droit de dire, dit le professeur Segelken, que c'est le fragment d'épi logé pendant quatorze jours sous la paupière supérieure qui fut le vecteur du parasite : celui-ci appartenait à des céréales qui avaient été ramassées dans une prairie fréquemment couverte d'eau en été, produisant des herbes acides (graminées) sur lesquelles se développent non seulement des streptothrix, mais encore le leptothrix.

D'après Berestnew, il est très facile de prouver la présence de ces champignons sur des herbes desséchées.

« Quand on humecte, dit cet auteur, du foin, des épis ou de la paille sèche d'eau stérilisée, on voit au bout de quelques jours, au bout de quelques heures, si l'on chauffe, que chaque fragment se recouvre de végétations blanchâtres ou autrement colorées, semblables à de la craie pulvérisée ; elles consistent, pour la plupart, en spores de champignons et en filaments ramifiés. Il est évident que, dans ces conditions, il se forme également sur les brins d'herbes d'autres moisissures. Si, pourtant, on suit le procédé suivant, il ne se développe absolument que des colonies de champignons rayonnés. Dans un grand récipient double, en verre, semblable à celui qu'on utilise habituellement pour cultures sur pommes de terre, on verse une couche de sable de la hauteur d'un doigt et demi à deux doigts ; on l'humecte ensuite modérément avec de l'eau ordinaire ou distillée ;

puis on rabat le couvercle et on porte le tout dans l'autoclave où on chauffe une demi-heure à 120 degrés pour obtenir la stérilisation ; lorsque le sable s'est refroidi, on plante de petites particules de paille de 3 à 6 centimètres de longueur verticalement à 1 ou 2 centimètres les unes des autres (évidemment la paille est coupée avec des ciseaux stérilisés et plantés avec des pincettes également stérilisées) ; on rabat le couvercle et on porte le tout dans la couveuse. Chaque jour, on enlève avec une pincette les fétus de paille sur lesquels se sont développées des moisissures ordinaires ; de cette façon, on peut obtenir, au bout d'une semaine et demie à deux, quelques fétus qui sont couverts exclusivement de colonies d'actinomyces ; nous réussîmes, en nous servant de ce procédé sur des herbes, à obtenir cinq variétés d'actinomyces : *actinomyces graminearum I, II, actinomyces cinereo-niger aromaticus, actinomyces violaceus* et *actinomyces albido-fuscus.*

Pour terminer l'étude de l'étiologie de cette affection, nous pouvons dire que l'altération de la muqueuse est une condition éminemment favorable au développement du parasite ; dans le cas rapporté par Mitvalsky, il n'est pas douteux qu'elle ait joué un rôle d'appel.

SYMPTOMATOLOGIE

La maladie débute ordinairement par un simple larmoiement auquel, après un laps de temps variable, se joint une rougeur catarrhale modérée de la caroncule, de la conjonctive et du bord de la paupière au voisinage du canalicule atteint. L'épiphora n'est pas constant et, le plus souvent on ne constate au début qu'un catarrhe peu accusé. Les douleurs, légères d'abord, consistent en sensations de brûlement et de démangeaisons ; l'œil est collé le matin, surtout à l'angle interne. On note également à ce moment des modifications du bord libre de la paupière tout le long du canalicule lacrymal, un certain épaississement de la paupière qui s'arrondit un peu, ce qui empêche sa partie modifiée de bien adhérer au globe oculaire ; il s'ensuit une légère éversion partielle de la paupière. Puis une tuméfaction apparaît à l'angle interne de l'œil qui répond au trajet du canalicule ; cette tumeur qu'on prendrait au premier abord pour un chalazion, bombe en avant et en arrière d'une façon à peu près égale ; elle est arrondie, un peu allongée, assez rénitente et de la grosseur d'un petit pois. La peau à ce niveau n'est pas modifiée et peu glisser facilement sur la tumeur ; le plus souvent dans les 4/5 des cas, cette tumeur répond au trajet du canalicule inférieur. Si on examine le point lacrymal correspondant, on le trouve dilaté, il présente une lumière trois à quatre fois plus considérable qu'à l'état normal ; il se détache de l'œil.

« Si on presse sur la tumeur, dit le professeur Evetzky dans un article (*Archives d'ophtalmol.*, 1876) on voit apparaître du liquide trouble et purulent dans le point lacrymal en quantité insuffisante pour former une gouttelette ; il arrive quelquefois qu'on en fait sortir en même temps les grains. Si on continue la pression de la tumeur on remarque, au fond du canalicule lacrymal, une masse jaunâtre qu'on ne peut pas ôter et qui disparaît dès qu'on cesse la pression. En renversant la paupière on voit, à travers la conjonctive, le contenu du conduit lacrymal, ce qui donne à cette dernière une teinte jaune verdâtre. Le domaine du sac lacrymal n'est jamais modifié. Dans la marche ultérieure de la maladie, il s'y joint une blennorrée plus ou moins forte du canalicule lacrymal et une tuméfaction plus prononcée des parties environnantes. A ce moment, le point lacrymal est encore plus dilaté et rempli presque toujours d'un liquide blanc jaunâtre qui s'écoule parfois sous forme de goutte visqueuse. Le bord libre de la paupière s'épaissit davantage, il devient rouge et arrondi. La tumeur a une certaine ressemblance avec l'orgelet. Les symptômes catarrhaux deviennent plus évidents à la suite de l'inflammation plus forte du canalicule et de la conjonctive contiguë et principalement dans les cas où l'inflammation envahit la conjonctive. La tumeur est douloureuse au toucher. »

Jamais jusqu'ici, on n'a observé de destruction de la peau due à l'extension du processus actinomycotique, et un point important sur lequel la plupart des auteurs insistent avec raison est que la maladie conserve longtemps le même aspect ; elle met souvent deux ans pour aboutir à une tumeur de la grosseur d'un petit pois ; c'est une maladie à marche lente et chronique n'ayant aucune tendance à s'étendre.

Finalement, la maladie peut guérir spontanément et ce mode de guérison habituel est la calcification des grains, comme l'ont observé Gruening et A. de Graefe, dans plusieurs cas ; il semble en effet démontré; par l'évolution même du parasite, que les champignons en massues peuvent perdre leur vitalité et se transformer en une masse calcaire entourée de détritus cellulaires (Suegirew).

Le canalicule lacrymal incisé, on constate qu'il est dilaté en une cavité de laquelle s'échappent quelques grains variant de la grosseur d'une tête d'épingle à celle de grains de millet, jaunes-verts, aplatis les uns contre les autres comme des calculs biliaires, non adhérents à la paroi, complètement libres dans la cavité; dans un cas seulement (Schröder), une faible adhérence put être constatée. Les grains ordinairement sont libres dans la cavité résultant de la dilatation en un point du canalicule ; la surface habituellement est rugueuse, un peu fendillée, d'un éclat cireux ; la coloration est le plus souvent gris-vert ou gris-jaunâtre, souvent aussi brunâtre ou brun foncé.

En résumé, 1° le catarrhe conjonctival modéré durant depuis longtemps et résistant à tous les moyens ;

2° La tumeur de la paupière, arrondie, limitée, correspondant à la situation du canalicule lacrymal;

3° La dilatation considérable du point lacrymal dans lequel se montre une masse jaunâtre qui ne sort pas malgré une forte pression sur la tumeur.

Tels sont les trois signes qui, cliniquement, nous permettent de poser notre diagnostic ; plus tard, l'examen microscopique des concrétions nous en donnera la certitude.

Un point important sur lequel nous attirerons l'attention pour terminer est l'absence presque constante de fistules, d'abcès ou de suppurations quelconques; là en effet, dans les voies lacrymales, l'actinomyces se trouve dans des conditions très spéciales ; il n'a ici aucune qualité pour produire du pus ; suivant Boström, il produit seulement par sa présence une réaction inflammatoire de la paroi du sac qui se transforme parfois en une véritable lame dure ; mais il n'y a jamais de processus destructif, jamais de perte de substance : c'est qu'ici le parasite vit dans une cavité revêtue d'un épithélium qui protège les tissus sous-jacents d'une atteinte sérieuse ; le plus souvent même, il n'y a pas une goutte de pus dans la cavité occupée par le champignon en massues.

En cas d'infection mixte, c'est-à-dire d'infection surajoutée au processus actinomycotique, il peut y avoir un abcès, une ulcération et l'élimination spontanée du grain du canalicule lacrymal; ces faits doivent être très rares et, dans nos recherches bibliographiques, nous n'avons rien trouvé de semblable.

Il est possible cependant que, sous l'action de circonstances spéciales, il se forme un abcès actinomycotique de la paroi qui peut être considéré et ouvert comme un abcès vulgaire ou un chalazion suppurant ou s'ouvrir spontanément et guérir sans d'autres suites que l'expulsion des amas de champignons.

L'avenir éclaircira peut-être ce point et établira pourquoi l'actinomyces, si envahissant ailleurs, reste ici strictement cantonné ?

OBSERVATIONS

OBSERVATION I

Par le Dr Terson père[1].

Il s'agissait d'une femme, âgée de soixante-douze ans, présentant une tumeur du volume d'une petite noix, située à la partie interne de la paupière supérieure du côté droit. La paupière était légèrement renversée en dehors et il fut bien observé que le point lacrymal, plus ouvert qu'à l'ordinaire, laissait sourdre à la pression un peu de suppuration. Le début remontait à plus d'une année et l'on pouvait craindre qu'il ne s'agît d'une tumeur de mauvaise nature menaçant d'envahir la cavité orbitaire. La région du sac lacrymal était saine et sans aucun gonflement. Le point lacrymal fut ouvert et l'introduction d'un stylet ayant fait percevoir la sensation d'un corps dur assez près de l'entrée du canalicule, une pince à curettes fut engagée à plusieurs reprises et ramena successivement quatre calculs, chacun de la grosseur d'une lentille, qui se laissaient écraser si on les pressait un peu fortement entre les doigts. Une cinquième concrétion fut retirée le lendemain et, à partir de ce moment, la tuméfaction diminua rapidement. La guérison était complète au bout de trois semaines.

[1] Terson père. — Cinq calculs renfermés dans le conduit lacrymal supérieur simulant une tumeur de mauvaise nature (*Soc. méd. de Toulouse*, 1873).

Observation II

Par le Dr J. Terson fils (de Toulouse).

Mme D..., âgée de quarante-six ans, habitant Luchon, se présente à notre consultation le 13 décembre 1900, se plaignant d'un larmoiement presque constant de l'œil gauche.

Il n'est peut-être pas indifférent, au point de vue étiologique, d'ajouter que la malade occupe un emploi à la buvette d'une des sources que fréquentent les baigneurs dans l'été et vit ainsi une bonne partie de l'année en pleine montagne très boisée dans cette contrée. En examinant la région des voies lacrymales du côté gauche, nous observons, mon père et moi, un petit renflement régulier, ovoïde, occupant la partie du bord palpébral qui va du point lacrymal à l'angle interne de la fente palpébrale. Nous notons que le pertuis du point lacrymal est plus large que celui du point correspondant de l'autre œil ; le larmoiement ne peut donc venir de son insuffisance. Par la pression sur la partie renflée, on voit sourdre du point lacrymal élargi une quantité insignifiante de sérosité muco-purulente ; et, comme la pression du sac lacrymal n'augmente en rien l'écoulement, nous pensons qu'il ne s'agit point d'une dacryocystite et qu'il doit exister une obstruction en un point précédant l'embouchure du canalicule dans le sac, due à la présence d'un corps étranger. Toutefois, la malade affirme n'avoir subi aucun traumatisme et ignore absolument la cause et la date précise de son larmoiement ; ce qui nous fait songer à la possibilité d'une obstruction par quelque concrétion d'une nature indéterminée, mon père ayant observé plusieurs cas de ce genre.

C'est dans cette pensée que nous procédons à l'incision du canalicule inférieur. A peine l'ouverture faite, nous voyons sourdre autour de l'instrument de petits amas du volume d'une tête d'épingle, de forme arrondie. Par l'introduction d'une fine curette, nous en ramenons une dizaine environ, les uns de couleur jaune, d'autres un peu plus bruns, de consistance ferme, se laissant pourtant assez facilement écraser entre les doigts, comme s'il s'agissait d'un mucus desséché.

Dès le lendemain, le larmoiement avait presque disparu. Le quatrième jour après notre intervention, la malade rentrait chez elle, se considérant comme entièrement guérie de l'affection dont elle souffrait depuis près d'une année.

Observation III

Par le Dr Robert (thèse de Paris, 1899).

Mme X..., de Béthune, âgée de soixante ans, propriétaire, se présente à la consultation de M. Dujardin en avril 1898, pour un larmoiement de l'œil droit qu'elle-même rattache à l'existence d'une petite tumeur de la paupière inférieure droite, augmentant lentement de volume depuis un an et demi. La malade se plaint de picotements se faisant sentir surtout dans la soirée : l'œil n'est que rarement collé le matin, au réveil.

A l'examen, on constate une légère hyperhémie de la conjonctive, à l'angle interne, un élargissement du double et une éversion du point lacrymal.

La tumeur elle-même paraît-être de la grosseur d'un pois, bombée également en avant et en arrière, assez résistante à la pression qui ne parvient pas à l'aplatir. Elle est située un peu en dehors du sac lacrymal sur le trajet et un peu au-dessous du conduit.

La pression sur la tumeur et le conduit fait sortir une gouttelette de liquide louche. Une pression énergique ayant été exercée sur la tumeur dans le but d'en provoquer l'expulsion, il ne nous a pas paru qu'elle fût visible par l'orifice lacrymal.

La peau est libre sur elle et ne présente pas de rougeur inflammatoire en ce point : la conjonctive tarsienne est légèrement hyperhémiée.

L'état général est bon.

La malade avait été soignée, deux ans avant, par M. Dujardin, pour un larmoiement qui céda peu à peu à quelques séances de cathétérisme.

Elle habite la ville.

Le traitement consista dans l'incision du conduit lacrymal et curettage de la tumeur qui se trouvait située dans un petit infundibulum, à l'extrémité du canalicule, près du sac lacrymal. On sentait très bien, à la curette, que les parois de la cavité étaient rugueuses.

Lavage prolongé au sublimé au 1/1000 et prescription de compresses de cyanure d'hydrargyre.

La malade se présente quinze jours après absolument guérie, et la guérison s'est maintenue depuis.

Observation IV

(Par le Dr Segelken, traduite de l'allemand.)

Le gérant G..., d'une maison de grains, âgé de vingt-cinq ans, de Clotze, vint un jour me consulter pour son œil droit. Il me dit qu'il y a quinze mois, en déchargeant du foin dans une grange, un fétu de paille lui vola dans l'œil droit. On en sortit aussitôt un morceau, mais un autre long environ d'1 centimètre à 1 centimètre et demi, ne put être extrait que quinze jours après, par le médecin, du cul-de-sac conjonctival supérieur, alors que déjà il y avait un peu d'inflammation. Un mieux léger se manifesta qui ne dura que trois semaines ; à ce moment-là, se déclara une rougeur appréciable de l'œil avec écoulement de larmes, sécrétion purulente et tuméfaction de la paupière supérieure. Alors il se rendit de nouveau chez un médecin qui diagnostiqua un engorgement du canal lacrymal et passa plusieurs fois la sonde sans qu'on pût observer pendant un an une amélioration sensible de la maladie par le traitement médical. Lorsque le malade vint me voir, la peau de la paupière inférieure et supérieure montrait, du côté droit, une légère rougeur diffuse. Par suite d'une tuméfaction générale modérée de la paupière supérieure et de son poids plus considérable, la fente palpétrale était plus petite qu'à gauche. Aux cils de la paupière supérieure, un peu épaissie et rougie, étaient suspendues des croûtes jaunâtres qui ne provoquaient pas la chute des cils. Près de l'angle interne de l'œil se trouve suivant le trajet du canal lacrymal supérieur, une tuméfaction de la grosseur d'un pois environ et d'un rouge sombre qui est un peu dure au palper et à peine douloureuse à la pression.

Aux points lacrymaux, on constate que le point lacrymal est dilaté par rapport à l'inférieur, sans que l'on puisse faire sortir de liquide pathologique. Lorsqu'on renverse la paupière supérieure, on constate une hypertrophie notable, un aspect granuleux, papillaire de la conjonctive tarsienne, absolument analogue à celui du trachome. De longs filaments de mucus visqueux nagent dans le liquide lacrymal sécrété abondamment. On ne découvre pas à l'œil d'autres symptômes pas plus qu'à l'appareil lacrymal, puis que la pression sur le sac n'amène pas de pus.

Dr Snegirew. — *Concrétions mycéliennes dans les quatre canalicules lacrymaux.* Compte rendu de la séance du 24 septembre 1902, de la Société des oculistes à Moscou (Dû à l'obligeance du Dr Maklakoff, de Moscou).

Le malade, âgé de trente-deux ans, se rendit à l'hôpital à cause du larmoiement des deux yeux. En examinant le malade, on pouvait constater qu'il y avait des tuméfactions dans la région des quatre canalicules. L'incision des canalicules montra des concrétions. L'examen microscopique révéla que le centre de ces concrétions était d'origine calcaire ; il était entouré d'une couche contenant une quantité de micrococques, de bacilles..., etc. L'auteur déclare que l'examen microscopique ne permet pas d'affirmer la nature mycélienne des concrétions.

Dr Awerbach. — *Les concrétions mycéliennes des canalicules lacrymaux.* Roüsski Wratsch, n° 26, 27, 1903 (Dû à l'obligeance du Dr Maklakoff.)

Le Dr Awerbach observa une malade avec des concrétions mycéliennes des canalicules. L'examen microscopique, l'ensemencement et l'inoculation aux animaux présentèrent un tableau typique de l'actinomycose. Le cas est intéressant en ce sens que les massues typiques de l'actinomyces n'apparurent qu'au bout de deux mois et demi chez un cobaye.

Actinomycose du sac lacrymal, par le Dr Mitvalsky, de Prague.

Observation. — Une vieille servante âgée de soixante-cinq ans, sujette à des dacryocystites bilatérales répétées, suivies de fistules lacrymales bilatérales, souffre depuis quelques mois d'une tuméfaction inflammatoire de la région du sac lacrymal gauche avec écoulement de pus par la fistule.

Toute la région du sac lacrymal est considérablement gonflée, sans qu'il y ait d'œdème. Au toucher, la tuméfaction apparaît assez dure, élastique, évidemment néoplasique. Pendant la pression, il n'y a pas d'écoulement de liquide par les points lacrymaux, tandis qu'un liquide séreux trouble s'échappe par l'ouverture de la fistule lacrymale, située à la périphérie inférieure de la tuméfaction du sillon naso-facial. La peau supérieure est rougie, presque violacée.

Nous soupçonnâmes d'abord une dacryocystite compliquée de périostite et ostéite fongueuse d'ordre tuberculeux, et nous fûmes étonné de rencontrer après dissection de la peau *un tissu singulier*, *d'aspect inaccoutumé* et, en général, *couleur vert d'eau foncé*. Nous enlevâmes ce tissu avec précaution et constatâmes que l'os attenant était altéré. L'écoulement du sang fut considérable.

Du côté droit, nous entreprîmes une simple oblitération du sac lacrymal.

Le fragment enlevé était de la grosseur d'une forte amande, de la consistance d'une pâte dure, couleur vert d'eau foncé avec des points jaunâtres disséminés.

Actinomycose primitive de la conjonctive. — Nous tenons à signaler en passant l'existence, démontrée aujourd'hui, de l'actinomycose primitive de la conjonctive ; c'est ainsi que Demicheri, dans les *Archives d'ophtalmologie* de 1895, en publie un cas ; il signale un semis de petis grains d'une couleur légèrement jaunâtre, placés sur la face interne de la paupière supérieure, près de l'angle interne de l'œil.

Un seul cas d'actinomycose, au niveau de la conjonctive qui entoure la caroncule lacrymale, a été signalé récemment par de Vincentiis, sous le titre d'actinomycose conjonctivale (*Lavori di la Clinica de la R. Università di Napoli*, vol. III, p. 324). Le malade dont il s'agit avait vécu à Buénos-Ayres et présentait, à l'œil gauche, une tuméfaction rosée dans le segment interne de la conjonctive bulbaire du pli semi-lunaire. Dans ce champ de la conjonctive bulbaire on voyait, au-dessus de la caroncule, comme un petit grain d'alpiste de couleur jaune grisâtre, placé au-dessus d'une petite vésicule ovale, demi-transparente et formant corps avec elle.

On comprend facilement que l'étiologie est la même que pour l'actinomycose des conduits lacrymaux ; la contagion se réalise par l'intermédiaire de graminées. Les observations à ce sujet de Stoltmann, Régnier, Ammentrop,

Illich, Schartau, Jurinka, sont décisives ; ils ont rencontré des foyers suppurés, des épis d'orge ou d'avoine chargés de granulations mycosiques. M. Dor, chef de laboratoire de la clinique chirurgicale, a présenté, à la Société Nationale de médecine de Lyon (26 janvier 1903), un malade atteint de cette affection ; ce malade présentait une particularité non signalée dans les autres observations ; il avait une céphalée intense avec exaspération nocturne que l'administration d'iodure de potassium ne fit qu'accentuer : on fit l'examen microscopique des grains isolés et M. Dor porta le diagnostic de pseudo-actinomycose. Le malade part guéri après intervention ; un ou deux mois après, il revient porteur de nouvelles concrétions conjonctivales que M. Dor examine de nouveau et rapporte cette fois, à l'oospora actinomyces.

PSEUDO-ACTINOMYCOSE

A côté de l'actinomycose vraie des canalicules lacrymaux, nous devons signaler l'existence des pseudo-actinomycoses qui, au point de vue clinique, simulent absolument l'affection due à l'oospora actinomyces; nous étudierons donc brièvement le groupe d'affections connues sous le nom de pseudo-actinomycoses, et qui ne sont, en somme, qu'un groupe d'attente se démembrant peu à peu à mesure qu'on le connaît mieux.

Ce fut Mosetig-Moorhof qui, le premier, en 1895, publia sous ce nom la première observation se rapportant à cette variété d'affection. Un cas fut observé, en décembre 1895, par M. Dor, puis bientôt deux autres qui servirent de base au travail de M. Dor, publié en juin 1896, dans la *Gazette hebdomadaire*. En 1896 également, Ruge rapportait quatre cas nouveaux; Sawtchenko, dans les *Archives russes de médecine clinique et de bactériologie*, relate une observation. Enfin Cuignot, dans sa thèse de Lyon en 1896, sur les « pseudo-actinomycoses », groupa les faits épars et porta à treize le nombre des observations connues et recueillies dans l'espace de deux années.

Ces affections sont dues à des champignons du genre

Streptothrix, de l'espèce oospora et qui sont rangés tout à côté de l'actinomyces ; l'espèce oospora contient plusieurs variétés d'après la classification de M. Blanchard (*Traité de path. gén.*, Bouchard, t. II).

Oospora actinomyces.
Oospora farcinica.
Oospora Madurae.
Oospora Fœrsteri.
Oospora Hofmani.
Oospora Gruberi.
Oospora Guignardi.
Oospora Violacea (de Doria).

Tous ces champignons ne sont pas pathogènes et quelques-uns n'ont qu'un intérêt scientifique. « Ce sont donc, conclut Cuignot, tous ceux de ces parasites qui sont pathogènes qui produisent les affections que nous rangeons dans le groupe des pseudo-actinomycoses : l'*Oospora farcinica* donne le farcin du bœuf ; l'*Oospora Madurae* le pied de Madura, l'*Oospora Fœrsteri* les concrétions lacrymales pseudo-actinomycosiques. »

Les concrétions lacrymales produites par l'*Oospora Fœrsteri* ont une telle analogie avec celles dues à l'*Oospora actinomyces* qu'on rapportait autrefois au premier de ces parasites la formation de concrétions dans les canalicules lacrymaux ; c'est ce parasite que Cohn avait vu et qu'il avait désigné sur le nom de « Streptothrix Fœrsteri ». Comment donc distinguer ces deux champignons qui, si voisins l'un de l'autre, réalisent encore une affection analogue ? C'est par l'aspect. l'examen microscopique et les cultures que M. Dor a pu établir un tableau d'ensemble reproduisant les principales différences entre les champignons de l'actinomycose et celui de la pseudo-actinomycose.

Cliniquement, cette affection rappelle dans ses grands traits l'actinomycose vraie des voies lacrymales; « une observation attentive, dit Cuignot, permet à peine de relever quelques petits signes qui ne sont pas de nature, à eux seuls, à faire porter ce diagnostic : dans le pus, les *grains sont rares*, *beaucoup plus volumineux* que ceux que l'on rencontre dans l'actinomycose vraie, *plus fragiles*, se réduisant facilement en bouillie sur la plus faible pression. Hans Ruge, dans ses observations, a fait ces remarques et insiste sur ces différences légères.

Le cas de Swatchenko, par son aspect clinique, rappelait également beaucoup l'actinomycose ; il se distinguait cependant, d'après l'auteur, par l'odeur franchement aigrelette du pus....., enfin, par la couleur brunâtre et la friabilité des masses qui remplissaient les trajets.

Fait important, et qui vient encore établir une analogie plus frappante, tous les auteurs signalent dans les cas qu'ils ont observés la présence des granulations jaunâtres ou blanchâtres considérées jusqu'à aujourd'hui comme absolument caractéristique de l'actinomycose.

Diagnostic. — L'évolution des symptômes est donc bien peu propre à faire soupçonner la nature exacte de l'affection et le diagnostic ne peut pas être posé d'après les symptômes cliniques; toujours on a cru se trouver en présence de cas d'actinomycose; l'examen microscopique seul a permis de rectifier ce diagnostic qui, cliniquement, paraissait indiscutable.

On pouvait se croire autorisé jusqu'alors, en effet, à porter le diagnostic d'actinomycose toutes les fois que, dans du pus on trouvait de petites granulations jaunâtres formées par l'agglomération d'un mycélium; or, dans nos observations, à l'examen microscopique, les grains ont bien apparu comme formés de filaments mycéliens; mais ceux-ci, se différenciaient complètement par leur aspect, leur structure, leurs cultures de ceux de l'actinomycose.

Comme nous l'avons déjà fait remarquer, les grains de pseudo-actinomycose sont plus *volumineux*, plus *tendres*, se laissent plus facilement écraser; le poids d'une lamelle porte-objets les écrase complètement. Après coloration avec le picro-carmin, le violet de gentiane, l'hématoxyline, leur structure apparaît d'une façon très évidente.

Le grain est constitué par un amas mycélien, mais qui diffère très notablement de l'aspect de grain d'actinomycose; l'aspect rayonné n'existe pas; les extrémités des filaments ne présentent pas les terminaisons renflées caractéristiques : *les massues*. L'absence absolue de massues est un fait intéressant sans doute, mais qui ne peut, à lui seul, permettre d'éliminer le diagnostic d'actinomycose; ces productions n'ont rien d'essentiel, ne s'observent pas dans les milieux de culture très favorables et doivent être considérées comme une simple forme de dégénérescence.

« Que l'on suppose, dit M. Dor, un enchevêtrement

de filaments aussi longs que les leptothrix, mais notablement plus grêles, formant un réseau dans les mailles duquel étaient emprisonnés de nombreux grains ovoïdes, et on aura l'idée de la constitution de ces grains. »

Cette analogie avec la leptothrix a été également indiquée par Ruge... Cette forme de larges filaments enchevêtrés n'a rien de fixe. Sawtchenko a décrit le parasite sous l'aspect de fins bâtonnets accolés l'un à l'autre et de dimensions variables; du reste, dans les cultures en bouillon. M. Dor a trouvé toutes les formes de passage entre des cocci ovoïdes, des bâtonnets et de longs filaments. Il est donc probable que les grains arrondis ou ovoïdes qui sont répandus dans les mailles des filaments mycéliens doivent être considérés comme les parties d'un même parasite, mais à une phase différente de son évolution.

Cultures. — Avec les grains recueillis chez les malades du service de M. le professeur Poncet, M. Dor a obtenu les résultats suivants :

Ensemencé dans le bouillon, le parasite trouble le milieu de la culture et se développe au fond du tube, jamais à la surface, sous forme de fines pellicules : l'actinomyces se développe également au fond du liquide, mais sans jamais le troubler. Au bout de plusieurs jours, les tubes de culture laissaient échapper une odeur fétide qui n'a pas été signalée par l'actinomycose... Dans le bouillon il produit un trouble et, au fond du tube on voit se produire des grains analogues à ceux trouvés dans le pus.

La culture, dans le sérum liquide, se trouble le troisième ou quatrième jour, et la réaction devient plus alcaline qu'avant la culture ; il s'y forme également des grains.

Dans les cultures jeunes (3e jour), les grains se présentent sous l'aspect de bâtonnets courts et immobiles. de 0,8 à 2 millimètres de longueur.

Dans les cultures plus vieilles (10 à 12 jours), on trouve aussi des filaments granuleux et des bâtonnets longs, renflés aux extrémités ou fusiformes ; si ces cultures sont exposées à l'air, les formes mobiles disparaissent complètement ; on ne peut plus se servir de ces cultures pour ensemencer d'autres milieux ; elle ne sont plus virulentes pour les animaux...

Sawtchenko, par des inoculations du pus et des cultures faites à des lapins provoqua chez eux des lésions suppuratives analogues à celles observées chez les malades. Dans le pus des animaux inoculés on réussit à découvrir le même parasite. Les animaux succombèrent au bout de vingt à trente jours par cachexie. Le pus recueilli sur les animanx exhalait la même odeur caractéristique que celui du malade. »

Nous reproduisons dans un tableau d'ensemble les différences entre le champignon de l'actinomycose et celui de la pseudo-actinomycose, différences que M. le professeur Poncet a signalées dans sa communication au Congrès de chirurgie.

TABLEAU COMPARATIF TRACÉ PAR DOR

Du nouveau champignon et du champignon rayonné

ACTINOMYCOSE	PSEUDO-ACTINOMYCOSE
	Aspect dans le pus.
Grains atteignant au maximum les dimensions d'un grain de mil; mais, dans ce cas, il s'agit toujours de l'agglomération d'actinomyces très nombreux.	Grains dépassant le volume d'un grain de mil et de structure homogène. Rares dans le pus; 3 à 4 par centimètre cube.
	Consistance.
Le poids d'une lamelle porte-objets n'écrase les grains que partiellement.	Les écrase complètement.
	Examen microscopique.
Mycélium centrale en chevelu et rayonné. Filaments dichotomisés très nombreux à la périphérie. Massues se colorant avec des réactifs spéciaux.	Mycélium plus enchevêtré et moins rayonné. Filaments plus longs, plus gros. Dichotomies beaucoup plus rares. Les spores se colorent aussi bien que le mycelium, de sorte qu'il semble qu'on ait affaire à un enchevêtrement de filaments de leptothrix avec des staphylocoques. On croit volontiers au leptothrix, parce que les dichotomies sont rares.
	Culture.
Les premières cultures poussent mal en présence de l'air et assez bien dans les œufs ou dans le vide. Plus tard, on obtient des cultures aérobies sur l'agar et sur le sérum. Dans le bouillon, on voit des grains et le bouillon n'est jamais troublé.	D'emblée, les cultures dans le bouillon sont fertiles et le bouillon se trouble. En vingt-quatre heures, il se développe sur sérum une culture assez abondante. L'aspect microscopique est celui de bacilles ressemblant à ceux de la diphtérie; on ne voit plus ni grains, ni longs filaments.

Malgré ces caractères distinctifs, les deux parasites ne sont pas quelquefois faciles à différencier et le diagnostic n'en peut être fait que par un examen microscopique et bactériologique complet qui permet de caractériser l'élément pathogène.

L'étiologie de cette affection est obscure ; il est probable, cependant, que les mêmes causes étiologiques invoquées pour l'actinomycose vraie entrent ici en jeu.

En tous cas, si cette affection parasitaire n'a que peu d'importance au point de vue de la pathologie et de la clinique, il n'est pas sans intérêt de la signaler et d'y songer lorsqu'on a affaire à une concrétion du canalicule lacrymal.

DIAGNOSTIC

Les principaux éléments du diagnostic sont :

Au point de vue fonctionnel, du larmoiement, de la conjonctivite localisée à l'angle interne de l'œil :

Au point de vue subjectif, quelques douleurs spontanées consistant en sensations de brûlures, de démangeaisons ;

Au point de vue objectif, la présence d'une tumeur répondant topographiquement au trajet du canalicule, une légère éversion du bord libre de la paupière correspondante, une dilatation considérable du point lacrymal.

On peut la confondre avec :

1° *Chalazion.* — Le siège de la tumeur, la constatation d'un peu de conjonctivite localisée à l'angle interne de l'œil permettront d'affirmer l'actinomycose ;

2° *Corps étranger.* — Ce sont des cas rares, l'interrogatoire du malade, les commémoratifs, l'évolution clinique tranchent le diagnostic ;

3° *Dacryocystite.* — La dilatation du point lacrymal et l'apparition en ce point d'une masse jaunâtre sous l'action d'une pression parlent en faveur d'une lésion parasitaire ;

4° *Pseudo-actinomycose.* — Cliniquement, le diagnostic est impossible à faire ; ce n'est que par l'examen microscopique qu'on peut être affirmatif : la dichotomisation vraie parle en faveur de l'*Oospora actinomyces ;* quant à la présence des massues, il ne faut pas, comme nous l'avons vu, y attacher une grande importance.

PRONOSTIC

Le pronostic est essentiellement bénin ; la guérison est la règle ; elle succède le plus souvent à l'incision et au curettage du canalicule infecté ; elle ne survient spontanément que très rarement et on ne connait guère que deux cas dans lesquels les concrétions aboutirent à la régression calcaire.

Le pronostic, en somme, est celui de tout corps étranger ; une fois l'extraction opérée, tout rentre dans l'ordre ; seul persiste dans les organes avoisinants un peu de sclérose qui laissera les tissus moins souples, diminuera leur vitalité et constituera un appel pour une inflammation chronique.

La récidive est exceptionnelle ; on ne l'a notée qu'une fois ; dans un cas de Krukoff-Kastaky, une concrétion se développait dans le canalicule lacrymal supérieur après l'enlèvement d'une semblable dans l'inférieur.

TRAITEMENT

Le traitement consiste essentiellement à inciser le canalicule lacrymal, à extraire les grains avec la curette et à pratiquer un curettage sérieux ; on désinfecte ensuite la cavité où s'est développé l'actinomyces avec des tampons d'ouate hydrophile trempés dans l'eau bouillie ou mieux dans une solution de sublimé faible (1/2000 à 1/6000) ; un pansement humide au sublimé est ensuite appliqué et renouvelé plusieurs fois durant quarante-huit heures. Au bout de trois à quatre jours, la guérison est complète et tous les troubles fonctionnels ont disparu.

L'administration de l'iodure de potassium si efficace dans les lésions diffuses actinomycosiques est ici absolument illusoire et ne doit pas être conseillée.

CONCLUSIONS

I. L'actinomycose des voies lacrymales est une affection rare, toujours primitive, constamment localisée dans les canalicules lacrymaux, l'inférieur dans les trois quarts des cas, et sans tendance à la propagation.

II. C'est une affection à symptomatologie restreinte, à évolution lente et chronique ; la littérature médicale en compte une cinquantaine d'observations ; l'actinomycose secondaire du sac lacrymal a été observée une fois ; on n'a jamais décrit l'actinomycose primitive de cet organe.

III. C'est une affection mycosique que les auteurs rapportent universellement aujourd'hui à un parasite du genre Streptothrix, de l'espèce oospora, de la variété actinomyces. L'oospora Fœrsteri, champignon très voisin du précédent, peut comme celui-ci se développer dans les voies lacrymales, y former des concrétions et produire un tableau clinique absolument analogue, correspondant à une affection connue sous le nom de pseudo-actinomycose.

IV. La grande majorité des observations concerne des sujets du sexe féminin.

V. Il semble démontré que la contagion se réalise presque toujours, sinon toujours, par l'intermédiaire d'un corps étranger, un fétu de paille le plus souvent.

VI. Le pronostic est bon. La guérison est constante ; elle survient ordinairement après l'incision et le curettage du canalicule ou exceptionnellement d'une façon spontanée, avec dégénérescence calcaire ; l'administration de l'iodure de potassium, si efficace dans les lésions diffuses actinomycosiques, est ici inutile.

INDEX BIBLIOGRAPHIQUE

DESMARRES, Annales d'oculistique, VII, p. 149, VIII, p. 85, IX, p. 20, 1842-43.
A. VON GRAEFE, Arch. für Ophtal., Bd, I, p. 284, 1854.
— Arch. für Ophtal., Bd, XV, p. 324, 1869.
FÖRSTER, Arch. für Ophtal., Bd, XV, p. 318, 1869.
VON SCHRÖDER, Klinische Monatsbl. f. Augenheilk, n° 4, 1874.
NARKIEWICZ-JOKO, Kl. Monatsbl., Bd, VIII, p. 78, 1870.
SCHIRMER, Kl. Monatsb. für Augenheilk., Bd, IX, p. 248, 1871.
DEL MUNTE, Referat in Nagels Jahresbericht, 1872.
GRUENING, Arch. für Augenh. und Ohren.
— Von Knapp und Moos., Bd, III, p. 164, 1873.
BUGIER, Referat in Nagels Jahresbericht, 1879.
HAASE, Arch. für Aug. von Knapp und hirschberg, 1879.
CAMUSET, Referat in Centralblatt f. Aug., 1882.
— Referat in Centralblatt f, Aug., p. 438, 1882.
GOLZIEHER, Centralblatt f. Aug., p. 33, 1884.
HIGGENS, Referat in Nagels Jahresbericht, 1879.
REUSS, Wiener med Presse, n°s 7 et 8, 1884.
HUTH, Centralbl. f. pract. Augenh., n° 4, 1894.
ELSCHNIG, Kl. Monatsbl. f. Augenh., n° 6, 1895.
GOMBERT, th. Montpellier, 1887.
BOSTRÖM, Untersuchungen ueber die Actinomycose des Menschen. — Beitrage zür path. Anatomie und allgem. Pathologie, V. Ziegler, IX, 1890.
BLANCHARD, Traité de path. générale de Blanchard, 1895.

COHN, Plugge Die microorg., 1896.

DE WECKER et LANDOLT, Traité d'ophtalmologie, 1889.

SAUVAGEAU et RADAIS, Annales de l'Institut Pasteur, 1892.

EWETZKY, Archives d'ophtalmologie, 1896.

MITVALSKY, Actinomycose du sac lacrymal. Arch. d'ophtalm., 1898, p. 508.

KASTALSKY, Actinomykose des Thränenröhrens. Deutschnams Beitr. z. prakt. Augenh., 1898, Heft. XXX, p. 19.

ROBERT, Actinomycose des canalicules lacrymaux, thèse de Paris, 1899.

VAN DER STRAETEN, Incrustation pseudo-actinomycosique d'un canalicule supérieur. Bullet. de la Soc. belge d'opht., 1899, 26 nov., p. 70.

SILBERSCHMIDT, Uber zwei Fälle von Pilzmassen im unteren Thiänenkanälchen. Centralbl. f. Bakt., 1900, XXVII, p. 486.

HIRSCHBERG, Ueber die Pilzkonkremente in den Thränenkanälchen. Centralbl. f. prakt. Augenh., 1902, Jan. Heft., p. 7.

SEGELKEN, Ein Kasuisticher Beitrag zur Etiologie der Konkremente in der Thränenröhrchen. Klin. Monatsbl. f. Augenh., 1902, B., II, p. 134.

SNEGIREW, Ein fall von Konkretionen in allen vier Thränenkanälchen. Ibid., p. 24.

CAUNAS, Annali di Oftalmologie, XXXI, 1902, S. 606.

PONCET et BÉRARD, Traité clinique de l'actinomycose humaine, 1858.

AXENFELD, Ergebnisse der Path. und path. Anatomie des Mensches und der Tiere, 1894.

A. CAHN, Pilzkonkremente (Streptotrichie) in der Thränenröhrchen. Inaugural dissertation, 1903,

GUIGNOT, Pseudo-actinomycoses, thèse de Lyon, 1896.

ISRAEL, Uber die Kultivierbarkeit des Actinomyces, Virch., Arch., B., 95, 1884, p. 140.

BERESTNEW, Uber Pseudo-actinomycose. Zeitschr. f. Hyg. und Infektionskr., 1898, XXIX.

Del Monte, Bull. della Assoz. dei Naturalisti e Medici, Anno III, 1872, Nr. 6 (Ref. in Nagels Jahresber. f., 1872, p. 134).

Bugier, Six calculs extraits d'un canalicule lacrymal. Recueil d'ophtal., 1874, p. 122 (Ref. in Nagels Jahresber. f., 1879, p. 527).

Awerbach, Ueber Pilzkonkremente in der Thränenröhrchen (Arch. f. Augenheilkunde, XLIX, Heft 4, Avril 1904).

TABLE DES MATIÈRES

Introduction 9
Historique 11
Evolution 21
Etiologie 27
Symptomatologie 33
Observations 38
Pseudo-Actinomycose 46
Tableau comparatif 52
Diagnostic 54
Pronostic 56
Traitement 57
Conclusions 58
Index bibliographique 60

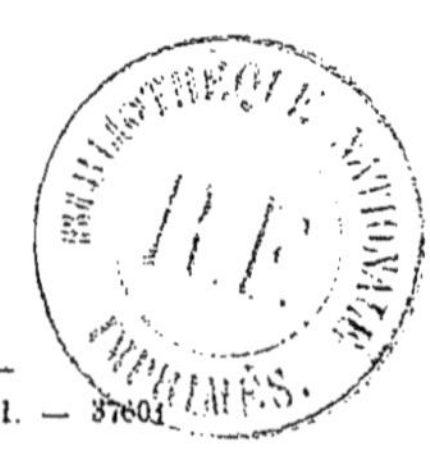

Lyon. — Imp. A. Rey, 4, rue Gentil. — 37601

www.ingramcontent.com/pod-product-compliance
Ingram Content Group UK Ltd.
Pitfield, Milton Keynes, MK11 3LW, UK
UKHW020331220726
13923UKWH00003B/1492

9 782019 268282